PERREUX-COMMUNE

RAPPORT

DE LA

COMMISSION SYNDICALE

Nommée conformément à l'Arrêté préfectoral du 23 Avril 1885

ET CHARGÉE DE DONNER SON AVIS

SUR LA MISE EN COMMUNE

DE LA

SECTION DU PERREUX

PARIS

TYPOGRAPHIE ET LITHOGRAPHIE PRISSETTE, PASSAGE KUSZNER, 17

MAISON PASSAGE DU CAIRE, 17.

—

1885

RAPPORT

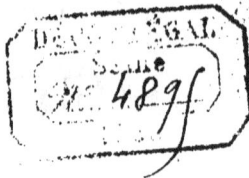

DE LA COMMISSION SYNDICALE

Nommée conformément à l'Arrêté préfectoral du 23 Avril 1885

ET CHARGÉE DE DONNER SON AVIS

SUR LA MISE EN COMMUNE

DE LA SECTION DU PERREUX

EXPOSÉ GÉNÉRAL

Au mois d'Octobre 1884, les habitants du Perreux faisaient parvenir à M. le Préfet de la Seine la pétition suivante :

PÉTITION

Monsieur le Préfet de la Seine, à Paris.

« MONSIEUR LE PRÉFET,

« Les soussignés, habitant la commune de Nogent-sur-Marne, quartier du Perreux, ont l'honneur de vous exposer ce qui suit :

« Le territoire de la commune est divisé en deux parties presque égales et bien distinctes, séparées du Nord au Sud par la ligne du chemin de fer de l'Est-Mulhouse. — Celle à l'Ouest, comprise entre la ligne de Mulhouse et le bois de Vincennes, constitue la plus ancienne partie habitée, ou Nogent, proprement dit. — Celle à l'Est, de création toute récente, comprise entre la voie ferrée, la Marne et au Nord touchant aux territoires des communes de Fontenay et de Neuilly-sur-Marne, est plus connue sous la dénomination « du Perreux » l'ancien domaine de ce nom occupant la presque totalité de sa surface.

« Le quartier du Perreux a été complètement créé par des Sociétés particulières sans aucune aide de la part de la commune.

« Ces Sociétés ont fait des dépenses considérables pour ouvrir des voies, établir une bonne viabilité par des empierrements, des caniveaux et des bordures de trottoirs dans presque toutes les rues, et l'entretien est resté jusqu'en 1875 à la charge des propriétaires qui payaient spécialement à cet effet une cotisation annuelle de 1 centime 1/2 par mètre superficiel de terrain qu'ils possédaient.

« En 1875 la commune de Nogent, aux termes d'un contrat passé entre elle et les créateurs des voies, devait prendre l'entretien à sa charge ; mais elle invoqua diverses raisons pour refuser d'exécuter cette clause et un procès s'ensuivit entre la Société de Beaufranchet et la commune.

« A la suite de ce procès, en 1878, la commune contrainte accepta les rues ainsi que les appareils d'éclairage qui avaient été installés avec le produit de souscriptions particulières et entretenus jusqu'à cette époque par une cotisation volontaire des propriétaires du Perreux.

« Depuis, la commune a tant bien que mal entretenu nos voies ; mais aujourd'hui, grâce au rapide développement de notre quartier, aux nombreuses constructions qui y ont été édifiées et à l'augmentation constante de sa population, il devient urgent d'ouvrir de nouvelles voies, de classer tous les petits sentiers en rues de 8 mètres de large, pour éviter les constructions irrégulières, hors alignement et l'établissement de ruelles bordées de maisons, qui deviendraient à bref délai des foyers d'infection et porteraient un coup mortel à la prospérité du quartier. — L'établissement de nombreuses bouches d'eau et de candélabres d'éclairage devient indispensable pour assurer la propreté, la salubrité et la sécurité de nos rues. — Enfin il est urgent de faire certaines dépenses importantes pour ne pas compromettre le développement du Perreux que nous croyons appelé par sa situation privilégiée, ses facilités de communication avec Paris, le voisinage de la Marne et la salubrité de son climat, au plus brillant avenir.

« Pour obtenir ce résultat, nous ne pouvons malheureusement compter sur un concours financier bien puissant de la part de la commune de Nogent. — Selon nous, en voici les raisons ; elles ne sauraient en rien porter atteinte à la bonne volonté de notre Conseil municipal :

« L'ancien quartier de Nogent, ou Nogent proprement dit, est composé pour une partie de rues étroites et d'impasses malsaines. — Les rapports et les avis de la Commission de salubrité demandent avec instance, et avec raison, l'assainissement, c'est-à-dire l'élargissement de ces rues et impasses pour y faire pénétrer à flots l'air et la lumière et prévenir ainsi la perma-

nence de foyers épidémiques. — Ces travaux nécessaires, nous le reconnais-
sons, sur des voies complètement bordées de constructions, presque toutes
élevées de plusieurs étages, entraîneront des dépenses telles, que toutes les
améliorations urgentes que nous réclamons pour notre quartier se trouvent
menacées d'être remises à une époque fort éloignée, elles entraîneront alors
la commune dans la voie coûteuse de l'expropriation de bâtiments, extrémité
qu'il est grand temps de prévoir et qui peut encore être évitée pour notre
quartier en faisant sans retard ce qui est nécessaire. — Cependant la part
des contributions et des charges de toute nature que nous payons constitue
plus du tiers des revenus communaux.

« Les soussignés croient que le seul remède à cette situation est la séparation du Perreux de Nogent. — Les recettes du Perreux sont, selon nous,
plus que suffisantes pour parer à toutes les dépenses qui doivent figurer au
budget communal d'une population de 3,500 habitants environ.

« Le dernier recensement officiel de 1881 constate au Perreux :

>   1,135 Maisons (80 de plus que dans Nogent).
>   1,110 Ménages.
>   3,362 Habitants.

« Ces chiffres datant de trois années doivent être dépassés aujourd'hui.
De plus, si, au lieu d'avoir été établi l'hiver, ce recensement avait eu lieu
dans la belle saison, le chiffre de la population eut été presque doublé.

« D'autre part si Nogent n'avait plus le Perreux attaché à son territoire
il acquerrait, pour contracter un emprunt, une liberté d'allures qu'il ne
possède pas actuellement. — Les Conseillers municipaux du Perreux, nous
assure-t-on, sont avec raison peu disposés à conclure un gros emprunt dont
la presque totalité serait absorbée par les travaux du quartier de Nogent. —
Les contribuables du Perreux, bien convaincus que les recettes locales suffi-
sent grandement à leur propre administration, ne voient dans l'association
de leurs intérêts avec ceux de Nogent que des augmentations prochaines de
charges sans compensations directes.

« Nogent, disons-nous, devenu plus libre emprunterait les sommes qu'il
jugerait convenable pour assurer les améliorations très-coûteuses, mais nécessaires, que réclame sa viabilité, et chacune des deux sections constituant
une commune distincte, se développerait parallèlement, rapidement et heureusement. — Cela pour le plus grand bien et la plus grande satisfaction
de tous.

« Il résulte de ce qui a été dit :

« 1° Que la question financière ne saurait être un obstacle à l'érection du Perreux en commune. — Ses recettes dépassant ses dépenses.

« 2° Que la disposition du terrain nettement séparé en deux parties par la ligne sur talus du chemin de fer de Mulhouse, établit de la plus heureuse façon la ligne de démarcation.

« 3° Que les intérêts des deux sections ne sauraient se confondre sans porter préjudice à l'une ou à l'autre.

« 4° Que depuis longtemps les habitants ont, dans leur esprit, fait la séparation dont nous demandons aujourd'hui la consécration officielle.

« En conséquence,

« Les soussignés,

« Invoquant l'article 3 de la loi du 5 Avril 1884 sur l'organisation municipale.

« Ont l'honneur, Monsieur le Préfet, de solliciter l'érection en commune distincte de la section du Perreux comprise entre la Marne, les communes de Fontenay, de Neuilly-sur-Marne et la ligne sur talus de l'Est-Mulhouse, cette voie ferrée resterait attachée à la commune du Perreux. — Nogent ayant pour desservir son territoire, et plus à proximité la ligne Est-Vincennes.

« Confiants en votre bienveillante équité, nous vous prions, Monsieur le Préfet, d'agréer l'assurance de notre plus respectueuse considération. »

(Suivent les Signatures).

Cette pétition couverte en moins de 10 jours de 864 signatures, parmi lesquelles nous relevons celles de 487 propriétaires, était alors, et est restée depuis, l'expression fidèle de l'ardent désir des habitants du Perreux de conquérir leur indépendance et de s'affranchir de la tutelle de la commune de Nogent.

Le 19 Février 1885, le Président de la Commission d'initiative du Perreux recevait de M. le Maire de Nogent, avis que M. le Préfet de la Seine lui avait adressé les instructions nécessaires pour faire procéder à une enquête et que, parmi les pièces à produire, le Président de la Commission d'initiative était invité à fournir :

« Un projet de budget comprenant :

« 1° Les recettes ordinaires et les dépenses corrélatives ;

« 2° Les dépenses extraordinaires, conséquence de la séparation, telles « que construction de Mairie, d'église, cimetière, etc., etc. Et les ressources « aux moyens desquelles ces dépenses seront couvertes ;

« 3º Enfin les ressources applicables à l'amortissement de la part des « dettes actuelles de Nogent et que le Perreux sera tenu de prendre à sa « charge. »

Le 26 Mars 1885, le Président et trois membres de la Commission d'initiative, remettaient à la Mairie de Nogent, entre les mains de M. le premier adjoint, toutes les pièces demandées par M. le Préfet, plus un plan de la localité, colorié et à l'échelle de $\frac{1}{20.000}$.

Ces différentes pièces sont au présent dossier.

De son côté, le Maire de Nogent demandait au Conseil Municipal un crédit nécessaire, selon lui, à l'établissement des documents que désignait M. le Préfet pour l'instruction de la séparation et, sur un rapport de sa Commission de finances, le Conseil Municipal, par 15 voix contre 4, et le Maire lui-même, votaient dans la séance du 30 Avril 1885 le rejet de la demande du Préfet par la question préalable. — Enfin l'impression du rapport, sa distribution à domicile et l'affichage dans la commune, le tout sur les fonds communaux, étaient également votés dans la même séance.

Le Conseil Municipal de Nogent n'avait pas, selon nous, qualité pour agir ainsi. Le Maire se trouvait seul saisi par la Préfecture d'une demande de production de pièces. *Légalement* le Conseil Municipal ne devait donner son avis sur la question de séparation qu'après le résultat de l'enquête et l'avis de la Commission syndicale, nommée au scrutin, dans la section à ériger en commune. Mais les sentiments d'hostilité de Nogent contre le Perreux n'ont pas permis au Conseil d'attendre le moment fixé par la loi pour formuler son avis contraire sur ce projet, et, la Commission de finances, par la voix de son rapporteur, a soumis un travail de haute fantaisie au Conseil qui s'est empressé de le porter à grands frais au domicile de chacun. Il lui importait avant tout de frapper un coup décisif sur l'esprit public et, dès ce moment, commence la pression officielle dont nous parlerons plus loin.

Nous signalons à qui de droit cette irrégularité, ce déni de justice et le mépris profond avec lequel l'administration Nogentaise a accueilli la demande du Préfet et la pétition des habitants du Perreux.

Aucun argument ne pourrait mieux démontrer l'état d'oppression et d'ilotisme dans lequel Nogent prétend tenir les habitants du Perreux sous la République, 96 ans après la proclamation des *Droits de l'Homme et du Citoyen*, à 9 kilomètres de Paris; d'où sont sorties toutes les libertés qui depuis un siècle ont modifié la face du monde.

Ainsi l'on refuse dédaigneusement de dépenser une certaine somme pour étudier une question de la plus haute importance, dont l'administration supérieure est saisie par une pétition signée de 864 citoyens, et une somme double ou triple peut-être, est employée en frais d'impression, d'affiches et de distribution, pour essayer de démontrer qu'il vaut mieux refuser de fournir les pièces destinées à éclairer l'administration et les corps élus.

(Un exemplaire de l'affiche officielle sur papier blanc, d'énorme dimension et un exemplaire du rapport en brochure distribué par les soins du Maire aux domiciles des habitants, sont joints par nous au présent dossier sous les Nos 23 et 24).

Qu'il nous soit permis d'exprimer le sentiment de profonde tristesse que nous avons ressenti en voyant le Maire, le premier magistrat de la commune, contresigner ces documents qui fourmillent d'erreurs grossières et renferment à la page 9 du rapport des insinuations malveillantes à l'adresse de citoyens dont l'honorabilité absolue n'est certainement pas inférieure à celle des plus honorables d'entre les Membres du Conseil Municipal.

Il nous semble que la haute situation de M. le Maire lui imposait plus de correction et d'impartialité dans la lutte engagée entre les deux quartiers.

Relevons en passant quelques-unes seulement de ces erreurs, pour exemples, en laissant de côté les trois premières pages du rapport qui ne renferment que des répartitions arbitraires sans sanction ni valeur.

Page 4. — DE LA RÉDIMATION.

Suivant le rapporteur, la rédimation ne peut être appliquée dans Nogent et dans le Perreux que si chacun de ces quartiers possède par lui-même 10,000 habitants.

N'est-il pas pénible d'avoir à constater la légèreté, pour ne pas dire plus, avec laquelle une pareille affirmation est donnée, de source soi-disant officielle, par la Municipalité de Nogent ?

Nous avons soumis cette grave question à M. le Directeur des Contributions indirectes du département de la Seine. Sa réponse est jointe par nous au présent dossier sous le No 31, et nous reproduisons les passages suivants de sa lettre du 12 Juin 1885 :

« *Le vieux quartier de Nogent et le quartier du Perreux*
« *font tous deux partie de la commune de Nogent ; ils forment*
« *une seule et même agglomération que la ligne du chemin de*
« *fer, pas plus qu'une route de terre, ne peut rompre.*

« *En admettant qu'au point de vue communal la situation*
« *soit la même lors du prochain recensement de la population,*
« *les deux quartiers seront soumis au régime de la taxe unique*
« (LA RÉDIMATION) *s'ils comprennent à EUX DEUX au moins*
« *10.000 habitants de population agglomérée.* »

Quelle confusion pour la Municipalité de Nogent que le démenti, véritablement officiel celui-là, émanant d'une aussi haute autorité que celle du Directeur de la Seine.

Est-ce avec connaissance de cause que l'on cherche ainsi à tromper les électeurs avant le vote et l'enquête pour l'érection du Perreux en commune ?

Ces faits de pression sont inqualifiables.

PAGE 6. — SALAIRES DES CANTONNIERS.

Le rapporteur officiel signale l'insuffisance du personnel des cantonniers prévu au budget de la future commune.

En ne relevant qu'un crédit de 4,800 fr. pour 4 cantonniers, il ne s'est pas aperçu que quelques pages plus loin, au service vicinal, un autre crédit de 2,600 fr. est inscrit pour 2 autres cantonniers destinés au chemin vicinal du Perreux. — Ce qui fait déjà 6 cantonniers, auxquels il convient d'ajouter les 2 cantonniers spéciaux chargés de l'entretien du chemin de grande communication N° 22, pour lequel la nouvelle commune inscrit à son budget un contingent communal de 2,900 fr., soit en tout 8 cantonniers. M. le Rapporteur n'en avait oublié que 4 sur 8.

Nous estimons que 8 hommes travaillant tous les jours sur nos rues doivent suffire à leur entretien ; à la condition de rompre avec les errements actuels, c'est-à-dire en ne les employant pas souvent à toute autre chose qu'à l'entretien de leurs cantonnements respectifs.

Page 6. — ARROSAGE.

Le rapport critique la somme de 500 fr. inscrite par la Commission d'initiative du Perreux et affirme qu'il est actuellement attribué 1,500 fr. pour l'arrosage de ce quartier.

Or, le crédit inscrit au budget de Nogent pour 1885 est de 2,500 fr. et les tonneaux d'arrosage étant presque complètement inconnus des habitants du Perreux, il est tout à fait fantaisiste d'attribuer à ce quartier peu favorisé 1,500 fr. de frais d'arrosage et 1,000 fr. seulement pour l'agglomération du vieux quartier de Nogent.

Cependant, il convient dès maintenant de vous mettre en garde, Messieurs, contre des arguments que l'on ne manquera pas de faire valoir, voici de quelle façon : Depuis quelques jours on arrose en effet certaines rues dans le Perreux, on met à la hâte plusieurs voies en état, et les dépenses constatées vous seront présentées, pour cette période, comme étant des dépenses habituelles au Perreux, alors qu'il n'en est rien. Si nous avions la douleur de voir la demande des pétitionnaires rejetée, nous retomberions aussitôt dans l'abandon le plus complet et peut-être l'esprit de représaille le rendrait-il plus cruel encore ?

Page 6. — ACHATS DE FOURNITURES SCOLAIRES.

La Commission d'initiative avait inscrit à cet article un crédit de 1,500 fr. au budget primitif du Perreux. Le rapporteur officiel de la Municipalité prétend qu'il est actuellement attribué au Perreux 3,000 fr. pour ce service.

Or, le budget de la commune pour 1885 ne porte qu'une autorisation de dépense de 4,000 fr. pour fournitures scolaires des deux quartiers.

    Les élèves de Nogent sont au nombre de.... 652

    Ceux du Perreux ne s'élèvent qu'à......... 448

Il nous semble, Messieurs, que ce serait presque vous manquer de respect si, comme M. le Rapporteur, nous vous présentions les 448 élèves du Perreux comme devant coûter 3,000 fr. et les 652 élèves de Nogent 1,000 fr. seulement sur les 4,000 fr. inscrits.

En tenant compte des précédents, le contraire serait plutôt possible.

Un ancien Membre de la Commission de finances au Conseil Municipal nous fournit à titre de renseignement, la pièce que nous ajoutons au dossier sous le N° 25 et qui indique les dépenses faites en 1881 pour chacune des écoles de garçons de Nogent et du Perreux, nous la reproduisons :

École de Garçons de Nogent.

Factures payées à Hachette pour les 4 trimestres de l'année.	2.829 40
Id. pour Distribution de prix....................	427 40
Id. pour Devoirs de vacances...................	78 65
Lettres d'invitation pour les Prix...................	10 »
TOTAL.......	3.345 45

Le nombre des élèves à cette époque étant de 250, la dépense ressort pour chacun à 13 fr. 38 c.

École de Garçons du Perreux.

Factures payées à Hachette pour les 4 trimestres de l'année.	812 25
Id. pour Distribution de prix..................	165 65
Lettres d'invitation pour les Prix...................	9 »
TOTAL.......	986 90

Le nombre d'élèves s'élevait à cette époque au Perreux à 123.

La dépense pour chacun ressort seulement à 8 fr. 02 c.

Ainsi les frais de fournitures étaient alors pour chaque enfant de 13fr. 38c. à Nogent et de 8fr. 02c. au Perreux.

Ce seul exemple pourrait suffire pour faire apprécier la valeur des répartitions établies par le Rapporteur officiel dans les dépenses entre Nogent et le Perreux.

Mais continuons encore un instant l'instructif examen de ce curieux rapport.

PAGE 6. — TRAITEMENTS DES INSTITUTEURS ET INSTITUTRICES.

La Commission d'initiative a porté au budget primitif du Perreux un crédit de 18,400 fr. Elle a inscrit ce chiffre après avoir relevé avec soin, à la mairie même de Nogent, les traitements alloués aux instituteurs et institutrices du Perreux. — Les renseignements lui ont été fournis par M. le premier secrétaire, et le total s'élevait à ce moment à 18,200 fr. seulement. — C'est-à-dire 200 fr. de moins que la somme proposée par la Commission d'initiative. — Depuis, nous assure-t-on, certains traitements ont été augmentés ou des postes nouveaux créés et, en 1886, il paraîtrait qu'un crédit de 20,000 fr. sera nécessaire. — De là la différence de 1,600 fr. signalée au Rapport dont nous parlons. Cette différence sera facilement couverte, puisque le budget du Perreux se balance par un excédant considérable en recettes, après avoir doté l'article des dépenses imprévues d'une somme de 2,442 fr. 77.

Il ne sera donc pas nécessaire de recourir, comme l'affirme avec une trop grande légèreté le Rapporteur, au bas de la page 6, au remboursement par les parents des fournitures faites aux élèves. — En prêtant à la Commission d'initiative une pareille intention, le Rapporteur officiel s'expose à un cruel démenti.

Ce qui est vrai — et ce dont nous sommes fiers — c'est l'espérance fondée que nous avons de voir, aussitôt le Perreux érigé en commune, se créer et s'organiser rapidement une Caisse des Écoles richement dotée, à laquelle nos amis et nous avons l'intention d'apporter notre concours pécuniaire et, nous n'en doutons pas, les parents apporteront fraternellement leur obole si modeste qu'elle soit, au profit de l'œuvre éminemment morale et démocratique de l'instruction primaire.

A propos de cette différence de 1,600 fr., le Rapporteur, en tête de la page 7, accuse la Commission d'initiative de réduire de 12 fr. 50 % les traitements des instituteurs et institutrices. En présence de cette accusation absolument erronée, nous l'avons prouvé, il nous paraît intéressant de signaler les relations délicates qui semblent exister entre M. le Rapporteur officiel et les règles assez simples de l'arithmétique.

Si le crédit aujourd'hui nécessaire pour l'instruction est de 20,000 fr.

et que la Commission d'initiative, se conformant aux indications fournies par la Mairie il y a six mois, ait porté 1,600 fr. de moins que cette somme; pour avoir la différence en tant pour cent, le problème est, croyons-nous, celui-ci : 20,000 : 1,600 :: 100 : x. Réponse 8 et non pas 12 fr. 50 % comme l'affirme officiellement le document signé du Rapporteur, contre-signé du Maire et de 13 Membres du Conseil municipal de Nogent !!!

En forçant et en dénaturant ainsi tous les chiffres, le Rapporteur officiel en arrive à ne plus laisser à son travail aucune valeur technique ni aucun sens moral.

Mais que dire de la singulière supposition du même Rapporteur sur les intentions qu'il prête à la Commission d'initiative, à propos du maître de chant, page 7, troisième ligne ? Ici nous reproduisons le texte même : « *Quant au Maître de chant, le zèle séparatiste va jusqu'à* « *le couper en deux.* » (???)

Ah! Messieurs, si nous l'osions nous dirions que M. le Rapporteur a la plaisanterie lugubre et que probablement il tenait à vous en fournir une preuve incontestable quand il adressait sa lettre de démission, affichée en ville et lue au Conseil, séance du 24 Mai dernier, et signait : « *Votre* « *défunt collègue : GUYENOT.* »

Heureusement l'honorable rapporteur n'est pas plus défunt qu'il n'est démissionnaire, il est revenu à la vie et au Conseil municipal, deux heures après sa lettre de décès; sa mort et sa démission n'étaient pas plus exactes que ses chiffres.

Monsieur le Rapporteur plaisantait!... Passons.

Autre grave erreur :

Le même Rapporteur, page 8, prétend encore que la Commission d'initiative aurait dû inscrire au budget de Perreux commune une somme de 13,000 à 14,000 fr. pour la part qui lui incombe dans l'élargissement du pont du chemin de fer de Mulhouse.

Or, le crédit voté le 3 septembre 1883 par le Conseil municipal de Nogent pour cet objet a été de 35,000 fr. ainsi réparti : 25,000 fr. sur l'exercice 1884 et 10,000 fr. sur l'exercice 1885, et, comme conséquence de ce vote, le budget communal de 1885 comporte, au § 5 des dépenses extraordinaires, un crédit de 10,000 fr. pour dernière annuité avec cette mention *Solde.* — Il est donc de toute évidence que, pour 1886, on ne saurait inscrire à nouveau un crédit pour cette dépense, puisqu'elle sera complètement payée en 1885.

Pourquoi tromper ainsi les électeurs ?

Nous ne croyons pas devoir nous étendre davantage sur les erreurs considérables, conscientes ou inconscientes, du rapport officiel affiché et répandu à profusion dans la commune, aux frais des contribuables. Nous craindrions, Messieurs, d'abuser de votre bienveillante attention.

Vous apprécierez certainement, comme ils le méritent, les procédés employés pour égarer l'opinion publique, par ceux-là même qui, investis de la confiance de leurs concitoyens en Mai 1884, ont reçu la haute mission de veiller sur nos intérêts.

Il est vrai, pour tout dire, que depuis Février 1885, ce même Conseil municipal paraît avoir absolument perdu la confiance des électeurs, car depuis quatre mois, deux réunions publiques nombreuses, tenues l'une à Nogent et l'autre au Perreux ont voté le blâme le plus énergique à l'adresse de la Municipalité et du Conseil, déclarant déchus de leur mandat les honorables Conseillers qui siègent encore à la Mairie de Nogent.

D'ordinaire les assemblées délibérantes, quand elles ont à nommer une Commission de finances, désignent pour cette délicate mission ceux de leurs membres dont les aptitudes spéciales, ou les connaissances particulières, ont une autorité incontestable, et la Commission une fois nommée choisit dans son sein le plus capable pour lui confier l'étude et la rédaction du Rapport. — Nous espérons, pour la bonne renommée du Conseil municipal de Nogent, que cette fois la tradition n'a pas été suivie, et que l'honorable Conseiller-Rapporteur ne représente pas exactement l'expression la plus élevée de la valeur administrative et financière des membres du Conseil municipal.

Par arrêté de M. le Préfet de la Seine, en date du 23 Avril 1885, les électeurs du Perreux sont convoqués pour le 10 Mai suivant, à l'effet d'élire les membres de la Commission syndicale chargée de donner son avis sur le projet d'érection du Perreux en commune.

Cette élection a lieu en effet le 10 Mai 1885 et, malgré la pression officielle et les moyens d'intimidation dont il sera parlé plus loin, le résultat du vote vient apporter la plus éclatante affirmation de la volonté, bien nettement exprimée par les électeurs du Perreux, de vivre désormais de leur existence propre en se détachant de l'ancien quartier de Nogent.

575 électeurs prennent part au vote : Jamais à aucune époque les élec-

teurs du Perreux ne s'étaient portés en aussi grand nombre au scrutin. — Le chiffre des bulletins blancs est seulement de 6.

La liste des candidats séparatistes, recommandée par 388 honorables citoyens du quartier, passe avec une majorité considérable. — Le moins favorisé de cette liste obtient **482** suffrages et le plus favorisé **494**.

La liste anti-séparatiste, patronnée par la Municipalité, et qui se présente au public sous la recommandation anonyme d' « un groupe d'électeurs », faute peut-être d'avoir pu trouver quelqu'un pour la signer, obtient les résultats suivants : Le moins favorisé **61** suffrages et le plus favorisé **69**.

Messieurs, si les pouvoirs publics et les corps élus tiennent compte des décisions du suffrage universel, l'érection du Perreux en commune sera, à bref délai, un fait acquis.

Aucune protestation n'ayant été présentée contre ces élections, à l'expiration des délais légaux, la Commission syndicale se trouve régulièrement investie des pouvoirs que lui confère la loi.

INSTALLATION DE LA COMMISSION SYNDICALE

Le 22 Mai 1885, à 5 heures du soir, a eu lieu à la Mairie de Nogent, la séance d'installation de la Commission syndicale.

M. le Maire, après lecture de la lettre préfectorale qui lui donne mission de présider à cette installation, se lève pour se retirer. Plusieurs membres de la Commission s'informent près de lui s'il sera possible, dans quelques instants, de lui communiquer, conformément à la lettre de M. le Préfet, le résultat du vote qui va constituer le bureau définitif de la Commission ? — M. le Maire regrette, dit-il, de ne pouvoir attendre ces quelques instants. — Les mêmes Membres le prient d'avoir l'obligeance de leur indiquer soit les jours, soit les heures, et dans quelle pièce, la Commission pourra se réunir à la Mairie, sans apporter aucun trouble dans le service, pour se livrer aux travaux dont elle est chargée ?

M. le Maire répond qu'il ne peut mettre aucune pièce de la Mairie à notre disposition, toutes ayant une affectation déterminée dont il ne saurait les distraire.

Sur la demande de nous accorder l'autorisation de nous réunir dans le préau de l'école maternelle du Perreux, le soir à 8 heures, après le **départ** des enfants ; M. le Maire nous dit que c'est absolument impossible et il ajoute que, du reste, il n'est pas chargé de nous trouver un local : c'est affaire à nous. — M. le Maire salue et se retire.

Ainsi voilà de quelle façon sont éconduits les représentants élus d'une population de plus de 3,000 habitants du Perreux. — Quand le Perreux se plaint d'être opprimé brutalement par Nogent, a-t-il donc tort ?

Nous laissons à nos élus du Conseil d'arrondissement, du Conseil général et du Parlement, le soin d'apprécier les procédés employés par le Maire de Nogent envers les Délégués du suffrage universel.

Aussitôt la constitution de son bureau, la Commission décide à l'unanimité :

1° D'écrire à M. le Préfet de la Seine pour l'instruire de l'incident ;

2° Que si les réunions de la Commission à la Mairie ou aux écoles sont un motif de conflit avec la Municipalité, il faut y renoncer ; et, pour conserver jusqu'à la fin le bon droit et les convenances de son côté, elle décide que les réunions se tiendront désormais chez l'un des membres de la Commission ;

3° Qu'en présence du rejet par la question préalable, votée le 30 Avril dernier, en Conseil municipal, sur le crédit de 1,200 fr. demandé pour l'établissement des pièces jugées nécessaires par la Préfecture de la Seine à l'étude du projet de séparation, il y a lieu de réunir des cotisations volontaires pour faire face à cette dépense.

La Commission, à l'unanimité, déclare être prête à fournir immédiatement la somme nécessaire à l'exécution de ces travaux, et elle autorise son Président à en informer de suite M. le Préfet de la Seine.

Elle estime que, quelles que soient les dépenses à faire, la servitude dans laquelle se trouvent les habitants du Perreux ne saurait se prolonger plus longtemps, et que l'affranchissement d'une population de 3,468 habitants a une toute autre valeur à ses yeux que la rançon dont elle paiera sa liberté.

Il est procédé à la nomination d'une sous-commission de cinq membres chargée d'élaborer le projet de Rapport à présenter à l'Administration supérieure.

Après lecture des pièces composant le dossier, — La séance est levée à 7 heures du soir.

Deux autres séances de la Commission ont été consacrées à l'examen des pièces du dossier et à l'étude du Rapport.

4ᵐᵉ SÉANCE DE LA COMMISSION SYNDICALE.

Dans cette séance est lu et approuvé, à l'unanimité, l'avis motivé que la Commission est appelée à donner sur le projet de séparation du Perreux et de son érection en commune distincte.

AVIS

DE LA COMMISSION SYNDICALE

La Commission Syndicale élue le 10 Mai dernier, après avoir pris connaissance de toutes les pièces composant le dossier et examiné avec soin tous les motifs allégués pour et contre la demande d'érection du Perreux en commune, motive son avis comme il suit :

§ 1. SUR L'ORIGINE DE LA DEMANDE ET LA TOPOGRAPHIE DE LA COMMUNE.

Considérant que les pétitionnaires n'ont rien exagéré dans la requête adressée au Préfet de la Seine. Que réellement le Perreux s'est bien créé lui-même, sans secours de la part de la commune, qu'il a établi ses rues à ses frais ainsi que ses premiers candélabres, et a suffi à son entretien par des cotisations particulières jusqu'en 1879. — Qu'à cette date seulement, les rues ont été prises par la commune à la suite d'un long procès engagé en 1875, avec les créateurs des rues, sur le refus de la commune d'exécuter son contrat avec la Société de Beaufranchet; contrat qui l'obligeait de prendre les rues dès 1875.

Considérant que, ces derniers temps encore, le Perreux concourait par de fortes souscriptions volontaires aux améliorations indispensables de ses rues; qu'environ 2,000 francs ont été offerts à la Municipalité fin 1883, en argent et en abandon de terrain, par les habitants de la rue de Trianon sans pour cela que cette rue soit terminée aujourd'hui.

Que les habitants de la rue de la Noue ont versé volontairement à la commune de Nogent, le 18 Juillet 1883, une somme de 1,554 francs en argent et ont abandonné gratuitement un terrain pour faciliter à la commune l'achèvement de cette rue. Cependant la rue de la Noue est restée telle qu'elle était par le passé malgré les sacrifices que s'étaient imposés ses habitants.

Considérant qu'avant 1879 la seule dépense faite par Nogent dans le Perreux, a été l'acquisition d'une ancienne grange et sa transformation en écoles pour recevoir les enfants du Perreux qu'on refusait, faute de place, disait-on, dans les écoles de Nogent. — A cette époque la population du Perreux atteignait 2,610 habitants et la municipalité fut contrainte d'installer une école pour recevoir les enfants de ce quartier.

Que dès l'origine les habitants du Perreux ont considéré l'érection de leur quartier en commune comme une nécessité appelée à s'imposer aussitôt que la population et les ressources rendraient possible cette réalisation de leur vœu le plus cher.

Que la disposition du territoire se prête d'une façon particulièrement favorable à cette division.

Considérant que la ligne du chemin de fer qui sépare les deux quartiers dans tout leur parcours en passant soit sur des talus élevés, soit dans des tranchées profondes, est une démarcation certaine, facile et un obstacle à la fréquence des rapports entre les deux quartiers. Que sur les 1,750 mètres de voie ferrée qui divise la commune en deux parties, il n'existe que des passages presque tous incommodes, dont plusieurs sont dangereux et quelques-uns placés à des distances considérables; tels que ceux du centre géographique dont l'un, la grande rue de Nogent, est situé à 650 mètres environ de la petite voûte, sous la voie ferrée, plus au Nord, face à la rue des Ardillères dans Nogent, mais n'aboutissant à aucune voie praticable dans le Perreux.

Considérant que si la ligne du chemin de fer est une démarcation naturelle, comme limite de territoire à l'Ouest du Perreux ; la Marne forme une limite plus naturelle encore à l'Est et au Sud de la nouvelle commune.

Est d'avis que l'axe de la voie ferrée soit désignée pour servir de limite aux territoires des deux communes.

§ 2. SUR LE TEMPÉRAMENT DES POPULATIONS
DES DEUX QUARTIERS.

Considérant qu'il convient de tenir compte de la différence de tempérament bien prononcée qui existe entre les deux populations. Que celle du vieux Nogent est composée pour une forte partie de cultivateurs aisés qui ont réalisé des bénéfices très-appréciables par la vente qu'ils ont faite de terrains leur appartenant à des amateurs parisiens; pour une partie par de grands propriétaires enrichis dans les finances, le commerce ou l'industrie, et pour une autre partie par une fraction comprenant des commerçants, des rentiers et une population flottante assez considérable.

Que la population du Perreux est presque exclusivement composée de l'élément travailleur parisien; petits propriétaires aujourd'hui, ouvriers hier, commerçants ou industriels encore dans les affaires, employés d'administration ou de commerce qui sont arrivés avec du temps et du travail à faire construire des maisons sur des terrains acquis et payés par annuités avec le produit de leurs économies. — *L'élément cultivateur fait complètement défaut au Perreux. — Les goûts, les habitudes et mêmes les opinions politiques et administratives diffèrent sensiblement de ceux de Nogent. — Les idées d'indépendance sont extrêmement vivaces chez les habitants du Perreux et, après s'être créés eux-mêmes, ils ont su organiser une fanfare à laquelle ils ont donné le nom de fanfare du Perreux. Cette Société est complètement indépendante de la fanfare municipale de Nogent.*

§ 3. INTÉRÊTS ADMINISTRATIFS ET POLITIQUES.

Considérant qu'il est bien réellement de l'intérêt du Perreux d'être érigé en commune le plus tôt possible pour avoir la pleine disposition de ses revenus qui lui permettront, en prévision de l'avenir, de classer ses sentiers en rues, afin d'éviter l'établissement de constructions dans des passages étroits, ce qui compromettrait gravement l'hygiène et le futur développement du Perreux.

Considérant qu'il sera possible d'apporter au service de la voirie une amélioration que tous les habitants réclament. *Que nous constatons en effet au budget de la nouvelle commune du Perreux un crédit de 10,000 francs inscrit pour l'entretien de ses rues, alors que sur le budget primitif de la commune de Nogent pour 1885, et comprenant conséquemment les deux quartiers, la somme autorisée et applicable aux rues n'est que de 8,000 francs.*

Que nous n'ignorons pas qu'au budget supplémentaire un nouveau crédit peut être voté par le Conseil municipal de Nogent pour augmenter ces 8,000 francs, s'ils sont insuffisants; mais de son côté, si le Perreux était en commune, il aurait absolument la même facilité, par conséquent cette objection, si elle était produite, serait sans valeur.

Que le Perreux peut s'administrer plus économiquement une fois séparé de Nogent. La surveillance serait plus facile et les frais généraux de personnel, ne nécessitant pas un nombreux état-major, seraient moindres, toute proportion gardée.

Les frais du personnel actuel, de tout genre, qui émarge au budget communal de Nogent absorbent 126,500 fr. sur les 200,000 fr. de recettes ordinaires. (Voir la pièce N° 26 au dossier). Les frais actuels de registres, papier, plumes, chauffage et entretien des divers bâtiments communaux et du mobilier dépassent 20,000 francs. Il resterait une maigre somme applicable au bien-être de la population sans les 43 centimes et 2/10mes votés et autorisés pour combler l'insuffisance des revenus.

Qu'au point de vue politique électoral, la population du Perreux a lieu d'être justement blessée des procédés employés jusqu'à ce jour par son puissant associé pour étouffer ses légitimes aspirations et empêcher d'arriver les citoyens choisis et désignés en réunion publique par les électeurs du Perreux, pour les représenter au Conseil municipal. Les comités de Nogent admettent en principe que le Perreux a droit à neuf Conseillers ; mais ils dénient aux citoyens du Perreux la faculté de les choisir eux-mêmes et prétendent les leur désigner. — C'est ainsi qu'aux dernières élections complémentaires, l'honorable M. Allard, qui n'obtient dans le Perreux que

77 voix contre 440 accordées à son concurrent républicain du Perreux, se voit nommer Conseiller municipal, grâce à l'appoint considérable de la majorité Nogentaise, et siège aujourd'hui encore comme représentant choisi et imposé par Nogent pour défendre les intérêts du Perreux au Conseil municipal.

§ 4. CONSTRUCTION D'ÉCOLES AU PERREUX.

Considérant les conditions déplorables dans lesquelles se trouvent les enfants du Perreux qui, pour cause d'insuffisance de place aux écoles actuelles, sont installés dans deux boutiques insuffisantes elles-mêmes, et éloignées de la surveillance du directeur, en attendant un local pour les recevoir.

Considérant qu'en 1883, l'ancien Conseil municipal, après avoir acquis un terrain pour les écoles, avait voté les ressources nécessaires à leur construction. Que les plans ont été également laissés entre les mains de la nouvelle Municipalité. Que le département a accordé une subvention s'élevant à 57,000 f. pour la construction et l'achat du terrain, et que cependant, à ce jour, 20 juin 1885, lesdites écoles ne sont même pas encore mises en adjudication.

Considérant que la Commission d'initiative du Perreux, frappée d'un état de choses aussi préjudiciable aux intérêts des enfants que contraire aux lois de l'hygiène, inscrit à son budget extraordinaire deux annuités, l'une de 25,000 fr. pour les constructions, et l'autre de 11,500 fr. pour amortissement de la dette contractée pour l'acquisition du terrain.

Que ces crédits permettent d'emprunter à la caisse créée par l'État, pour les constructions scolaires, une somme de 100,000 fr. remboursable en quatre annuités et, en y ajoutant la subvention accordée par le Département, il sera possible de faire cesser immédiatement une situation qui compromet la santé et l'instruction des élèves. — Alors il devient facile de construire les nouvelles écoles dont les études sont terminées depuis longtemps.

Considérant également la décision prise par le Conseil municipal le 22 février dernier d'ajourner la création si utile cependant d'une deuxième classe à l'école maternelle du Perreux.

§ 5. POSTES ET TÉLÉGRAPHES.

Considérant que la population du Perreux, composée de 3,468 habitants, dont beaucoup sont des négociants encore dans les affaires, que tous réclament depuis longtemps la création d'un bureau auxiliaire des postes et télégraphes appelé à rendre les plus grands services dans ce quartier.

Considérant que le Conseil municipal de Nogent, dans sa séance du 22 février dernier, a indéfiniment ajourné cette création, malgré son incontestable utilité et les conditions fort douces obtenues de M. le Ministre des Postes et Télégraphes par M. Jolly, président du Syndicat pour la défense des intérêts du Perreux, qui fit des démarches officielles à ce sujet accompagné de deux membres du Conseil municipal délégués à cet effet.

Considérant que l'utilité de ce bureau de poste n'est même plus discutable ; quand on saura que l'un des marchands de vins qui livrent au public des timbres-poste, au Perreux, le sieur Dupont, en a vendu à *lui seul*, dans le cours de l'année 1884, pour une somme relativement considérable de 4,940 fr.

Considérant que la Commission d'initiative, pénétrée des besoins de la population, a inscrit au premier budget de la commune du Perreux, pour 1886, au chapitre des dépenses ordinaires, un crédit de 700 fr., valeur d'une location convenable à l'établissement d'un Bureau des postes et télégraphes, en se conformant exactement aux plans fournis par l'administration postale elle-même, et un autre crédit de 500 francs pour indemnité au porteur des dépêches télégraphiques.

§ 6. MAIRIE ACTUELLE DE NOGENT.

Considérant que la légende suivant laquelle la commune de Nogent se serait imposé de lourds sacrifices pour édifier la Mairie actuelle plus à proximité du quartier du Perreux, que ne l'était l'ancienne Mairie, n'est pas plus exacte que ne le sont en général les légendes, et qu'il suffira d'un peu de lumière et des renseignements suivants pour la dissiper :

Le 15 novembre 1860, le Conseil municipal délibère que, vu l'insuffisance des locaux de la Mairie, il y a lieu de rechercher un emplacement pour la construction d'une nouvelle Mairie et d'accepter la proposition de faire cette construction sur l'emplacement de la propriété dite Maison Rameau, située en bordure de la Grande-Rue, entre le boulevard des Écoles et l'ancienne rue des Prêtres — (Place du Marché central actuel).

Un décret du 18 novembre 1863 déclare l'utilité publique du projet et autorise l'acquisition du terrain.

Le 11 octobre 1867 survient le jugement d'expropriation et, le 9 avril 1869, le Jury règle les indemnités à payer par la commune de la manière suivante :

A Rameau..............	110.000 fr.
A Vitry....................	10.000 fr.
Aux locataires Rameau et Vitry.	36.335 fr.
Total.......	156.335 fr.

Nous voici en 1870. — Toutes les formalités sont remplies, on va construire la nouvelle Mairie au centre du vieux Nogent, bien loin du Perreux, quand éclate la guerre.

Durant cette pénible période, Nogent est occupé militairement et mis en état de résister à une attaque de l'ennemi. La défense nationale choisit la propriété du Maréchal Vaillant, dont la situation élevée domine le chemin de fer et la Marne, pour y créer un centre de résistance important. Des travaux de guerre y sont exécutés, des tranchées creusées, des batteries établies, les arbres séculaires sont abattus pour déblayer le champ de tir et l'immeuble se trouve gravement endommagé quand la paix est signée.

Le Maréchal, pris d'un grand sentiment de tristesse, nous dit le document officiel auquel nous empruntons ces renseignements signés : Leprince, maire de Nogent, 5 septembre 1875, résolut de ne plus habiter sa propriété et déclara vouloir faire construire sur son emplacement même une *Mairie monumentale* dont il ferait don à la commune de Nogent.

Mais en 1872, se sentant gravement malade, le Maréchal transmit à la commune le soin de réaliser son projet.

Le 26 mars 1872, le Maréchal Vaillant signait devant Me Mocquart, notaire à Paris, une donation en faveur de la commune de Nogent de la totalité de sa propriété aux conditions suivantes :

« 1° *Sur la partie de la propriété donnée qu'elle choisira, et* « *dont elle déterminera elle-même l'importance, la commune de* « *Nogent-sur-Marne sera tenue de faire édifier une nouvelle* « *Mairie.*

« *La construction et l'aménagement de cette Mairie sont* « *laissés à l'appréciation de la commune qui devra en supporter* « *toutes les dépenses.*

« 2° *Mais dans ce cas elle devra employer la totalité des* « *prix de ventes au paiement ou au remboursement des dépenses* « *qui seront occasionnées par la construction de la Mairie à* « *édifier.* »

Le 4 juin suivant, M. le Maréchal Vaillant était mort.

Ainsi Nogent, en acceptant la donation, était tenu de la façon la plus étroite :

1° *A édifier une Mairie monumentale sur l'emplacement in-diqué par le donateur.*

2° *A consacrer toutes les sommes provenant de cette dona-tion, soit par suite des ventes de terrains retranchés de la pro-priété, soit celles produites par les indemnités dues par l'Etat pour dégâts causés pendant la guerre à la dite propriété, à la construction de la Mairie monumentale que voulait le Maréchal.*

Nous nous demandons quels sacrifices Nogent s'est imposé en acceptant ce magnifique cadeau et en exécutant les conditions d'un contrat si avan-tageux.

Le 5 septembre 1875, le Conseil municipal approuve les plans et devis qui lui sont soumis pour cette nouvelle construction. En voici un résumé :

Constructions principales..........	208.560	08
Dépendances....................	28.582	21
Ameublement	19.980	»
Honoraires	12.851	06
TOTAL........	269.973	35

NOTA. — Les rabais d'adjudication sont à déduire.

Pour faire face à cette dépense, les ressources suivantes y sont affectées :

1° Reliquat en réserve	3.188	78
2° Produits en principal et intérêts de la vente des terrains détachés de la propriété du Maréchal	143.625	»
3° Vente des matériaux provenant de la propriété du Maréchal	5.600	»
4° Aliénation de terrains communaux, boul. des Écoles (Ventes Gignoux et Vitry)	10.084	41
5° Subvention départementale	13.915	»
6° Indemnité allouée pour dégâts causés pendant la guerre *à la propriété du Maréchal*	40.000	»
7° Indemnité à la commune pour réparations à ses édifices	2.625	»
8° Produits des taxes d'octroi en 1875 et 1876	46.139	75
9° Aliénation d'un terrain communal avenue du Perreux.	3.494	35
ENSEMBLE.........	268.672	29

A cette somme, le Conseil ajoute comme réserve le produit de la vente de la maison Rameau qu'il estime 35,000 fr. — Aliénation qu'il n'a pas eu besoin de réaliser.

Que l'on veuille bien remarquer que, à part 46,139 fr. 75 de taxes d'octroi, le produit est constitué par le don du Maréchal et les ventes de terrains, et, qu'en fait, ces ventes ne sont qu'une transformation de petites valeurs immobilières en une autre valeur de même nature, mais d'une bien plus grande importance.

Nous savons que les sommes prévues ont été dépassées ; mais nous savons aussi que d'autre part, le produit des rabais d'adjudications a fait bénéficier la commune d'une somme de 45,000 fr. environ.

De plus, les 156,335 fr. dépensés pour acquérir la maison Rameau, sur l'emplacement de laquelle la Mairie devait être édifiée, n'ont profité exclusivement qu'au vieux Nogent, puisque le don du Maréchal, en rendant superflu l'achat de cet immeuble, a permis que cette coûteuse acquisition reçoive une autre affectation. — La commune fit démolir la maison Rameau et la surface du terrain devenu libre a servi à agrandir la Place du Marché actuel du Vieux-Nogent.

Enfin l'ancienne Mairie elle-même estimée 40,000 fr. d'abord ; puis

35,000 fr. en septembre 1875 ; puis enfin 23,000 fr. le 31 juillet 1879 et qui figurait à cette époque parmi les valeurs à réaliser pour payer les travaux supplémentaires de la nouvelle Mairie n'a pas été vendue, on a su liquider les dépenses sans cette opération. Aujourd'hui l'ancienne Mairie est démolie et son terrain est réuni à une petite place au centre du vieux Nogent.

Nous voyons bien tous les avantages que la commune a su tirer, dans cette affaire, au profit du vieux quartier ; mais nous cherchons vainement les sacrifices qu'elle s'est imposés pour le Perreux.

Nous ajouterons que si l'une des sections est fondée à dire qu'elle sacrifie à l'autre, c'est bien évidemment le Perreux ; puisque après avoir contribué pour une partie à toutes les opérations ci-dessus, il ne lui en restera absolument rien.

§ 7. MAIRIE DU PERREUX.

Considérant que le projet de la Commission d'initiative, d'établir provisoirement la Mairie du Perreux dans le pavillon central de l'école maternelle, est facilement réalisable sans grande dépense et n'apportera aucune gêne. aucun trouble, dans le service de cet établissement scolaire. La désaffectation ne portera que sur les deux appartements occupés par la Directrice et la Sous-Directrice de cette école. Aucune communication n'existera entre l'école et la Mairie.

Considérant du reste que ce provisoire doit prendre fin sous peu d'années comme il sera dit au § 10. *Finances :* alors que les ressources appliquées aux constructions scolaires deviendront libres, et pourront recevoir une autre destination.

Considérant le crédit annuel de 5,000 fr. inscrit au budget du Perreux pour acquérir de suite le terrain destiné à recevoir la future Mairie.

§ 8. ÉGLISE, PRESBYTÈRE.

Considérant que la chapelle qui existe dans le Perreux suffit pour les besoins du culte ; mais que, cependant la Commission d'initiative, en prévision du développement de la population, inscrit au budget du Perreux un crédit annuel pour acquisition d'un terrain destiné à recevoir la construction d'une église, nous sommes fondés de croire que les personnes qui professent le culte catholique dans la section à ériger en commune sont déjà, depuis plusieurs années, disposées à apporter le concours financier nécessaire à l'édification d'une église en remplacement de la chapelle du Perreux.

Considérant que le service religieux est assuré par un crédit de 800 fr. inscrit au budget du Perreux pour location d'une maison devant servir de presbytère, ou pour être appliqué à une indemnité de logement pour M. le Curé à son choix.

§ 9. CIMETIÈRE DE NOGENT ET DU PERREUX.

Considérant que l'ancien cimetière situé dans Nogent doit rester la propriété de Nogent.

Considérant que le nouveau cimetière créé sur le territoire du Perreux doit conformément à la loi, et comme tous les autres établissements communaux, suivre le sort du sol sur lequel ils ont été établis et rester la propriété du Perreux.

Que du reste Nogent, dans le partage qui sera fait suivant cette règle, sera particulièrement favorisé par suite des établissements situés sur son sol et qui resteront sa propriété, tels que : l'ancien cimetière, 1 marché, 1 église, 1 mairie monumentale, 3 groupes scolaires, 3 places publiques, etc., etc.

Considérant comme insuffisamment fondés les dires de certaines personnes prétendant qu'il n'existera plus dans Nogent d'emplacement propice à la création d'un cimetière. La Commission syndicale indique une surface libre de plus de 2 hectares où elle croit qu'un cimetière Nogentais pourrait être établi sans difficulté. C'est dans la partie du territoire de Nogent connue sous le nom *des Épivans*, comprise entre la limite du territoire de Fontenay-sous-Bois, au Nord, la route nationale N° 34, au Sud, la voie ferrée du chemin de fer de Mulhouse, à l'Est, et la zone de servitude du fort de Nogent, à l'Ouest; cet endroit est indiqué par la lettre A surmontée d'une croix au plan ci-annexé.

Considérant cependant que, dans l'exécution de ce projet, telles difficultés non prévues par la Commission syndicale peuvent surgir à la dernière heure et déranger cette combinaison.

La Commission syndicale, désireuse d'être agréable à la population Nogentaise avec laquelle elle serait fort heureuse de voir la population toute entière du Perreux entretenir dans l'avenir de meilleures relations que par le passé, les questions d'intérêts ne les divisant plus, et, voulant fournir un témoignage du désir de Paix et de Conciliation qui l'anime.

Dit qu'il est fait offre à la commune de Nogent :

1o Au cas où l'emplacement indiqué par la lettre A ne serait pas applicable à l'établissement d'un cimetière, d'autoriser la commune de Nogent à acquérir à ses frais, sur le territoire du Perreux, la surface de terrain nécessaire pour cette création, dans un rayon qui reste à déterminer aux environs du cimetière actuel ;

2o De recevoir gratuitement pour 5 ans, dans le cimetière du Perreux, les corps des indigents de Nogent jusqu'au moment où Nogent possèdera un cimetière, sans toutefois que cette faculté d'inhumation gratuite puisse dépasser une période de 3 années ;

3o De recevoir également durant la même période, les corps des autres personnes de l'agglomération Nogentaise, aux mêmes conditions de tarifs et d'années que celles appliquées actuellement dans la commune, afin de n'apporter aucun dérangement dans les habitudes de la population de Nogent.

§ 10. FINANCES, OCTROIS.

Considérant que le budget en prévision pour l'exercice 1886 de la nouvelle commune du Perreux est équitablement établi, que les légères modifications à y apporter, telles que l'augmentation de 1,600 fr. pour les traitements des instituteurs et institutrices, ne sauraient en altérer l'équilibre. Que les estimations des recettes n'ont pas été inscrites pour leur plein rendement, mesure de prudence de la Commission d'initiative à laquelle nous nous rallions et dont nous citerons seulement comme exemple de la modération apportée dans l'estimation des recettes le fait suivant :

Le produit des concessions dans le cimetière est inscrit pour 3,222 fr.; cependant la part produite par le Perreux est réellement de 3,550 fr.; enfin les deux sections réunies produisent ensemble à ce chapitre plus de 11,000 fr. et, jusqu'au moment où Nogent possèdera un cimetière, durant la période pendant laquelle il usera de la faculté de déposer ses morts dans le cimetière du Perreux, la nouvelle commune aura de ce chef un excédant de recettes qui n'a pas été inscrit, par excès peut-être de prudence, pour éviter tout déboire au premier Conseil municipal du Perreux.

Considérant qu'après avoir doté tous les services, le budget du Perreux s'élève en recettes et dépenses à 155,417 fr. 07 c., non compris les recettes provenant des exercices antérieurs que l'on peut estimer, d'après les précédentes années, à un chiffre de 46,665 fr. pour le Perreux; ce qui constituera un excédant considérable dont il convient de laisser la libre disposition au premier Conseil municipal du Perreux.

Considérant que le budget extraordinaire offre une situation qui permettra dans quelques années la construction d'une Mairie fort convenable, *sans augmenter les charges des contribuables*, rien que par l'apport des crédits qui vont successivement devenir disponibles.

Exemples :

L'annuité pour acquisition du terrain des écoles deviendra disponible fin 1888, ci . . . .   11.500 fr.

L'annuité pour la construction des écoles projetées deviendra libre fin 1889, ci . . . .   25.000 fr.

L'annuité pour l'acquisition du terrain devant servir à édifier la Mairie sera libre fin 1889, ci . . . .   5.000 fr.

Voici déjà . . . . . .   41.500 fr.

Auxquels on peut ajouter les 3,000 fr. d'appropriation du pavillon et les 1,300 fr. du matériel provisoire de la Mairie qui seront également libres.

Considérant que dès 1888 le Conseil municipal du Perreux peut commencer les études, établir les plans et devis de construction de sa future Mairie, pour que toutes les formalités soient accomplies l'année suivante, et affecter ensuite une partie des revenus annuels devenus libres sur ces 41,500 fr. à cette construction.

Considérant que dans ces évaluations il n'est pas tenu compte des augmentations, cependant certaines des revenus, par le développement constant et rapide de la quantité des contribuables dans le Perreux.

Considérant que la Commission, s'inspirant des sentiments qui doivent présider à l'établissement des impôts dans une société démocratique, accorde au vœu unanimement exprimé par les électeurs, contre les nouvelles taxes d'octroi, la consi-dération que les élus doivent à toute manifestation légitime et légale de la majorité des électeurs.

Considérant que la Commission d'initiative n'a inscrit aux recettes de l'octroi que les taxes aujourd'hui existantes, qu'elle repousse les taxes nou-velles et les surtaxes votées dernièrement par le Conseil municipal, malgré plusieurs votes énergiques de blâme et de déchéance prononcés par les électeurs en réunion publique, à l'adresse du Conseil actuel.

Considérant que le budget du Perreux présente un excédant de recettes sans recourir à ces taxes nouvelles et à ces surtaxes, qu'il en résultera pour une population de 3,468 habitants un avantage des plus appréciable ; car beaucoup de . nos conci-toyens, vu la modeste position qu'ils occupent et la nombreuse famille qu'ils possèdent, sont obligés d'apporter une grande réserve dans leurs dépenses et ne viennent souvent habiter la campagne, hiver comme été, que par raison d'économie.

§ 11. DE LA PRESSION OFFICIELLE.

Considérant que quelque pénible que soit pour la Commission syndicale l'obligation de signaler la pression exercée par la Municipalité de Nogent, il ne lui appartient pas de passer cette pression sous silence ; elle se doit à elle-même et elle doit à ses électeurs de dénoncer les agissements dont l'Administration municipale s'est rendue coupable en cette circonstance. Nous le ferons avec la modération dont nous sommes absolument décidés à ne pas nous départir.

Nous avons dit ailleurs le refus du Conseil municipal et de la Munici-palité de faire établir les pièces demandées par la Préfecture pour études du projet de séparation.

Il a été possible à la Commission syndicale de réparer cette singulière manière d'expédier les affaires, en offrant à M. le Préfet, pour éviter toute cause de conflit, de prendre à sa charge, c'est-à-dire de faire établir à ses frais, les documents demandés. M. le Préfet ayant accepté cette offre, tous les documents produits sont payés par des hommes trop heureux d'acheter pour quelques centaines de francs les droits de citoyens dont ils sont privés depuis si longtemps au Perreux.

Nous signalons comme pression officielle :

1° L'envoi de plusieurs milliers de brochures pareilles à celle jointe au dossier sous le N° 24, et adressées aux habitants de la commune. Ces brochures dont nous avons parlé dans notre exposé général, ainsi que les immenses affiches blanches les reproduisant, ont été imprimées, expédiées ou placardées avec l'argent des contribuables ; argent dont le Perreux au prorata de sa population représente la proportion de 38,25 %. Il a payé lui-même une partie des munitions dont s'est servi l'Administration municipale pour l'écraser, et ces documents, mélange officiel d'erreurs de tous genres et d'insinuations personnelles, que rien alors ne pouvait justifier, n'avaient qu'un but : égarer l'opinion publique ;

2° Un sieur D..., employé au Service départemental, est directement menacé par M. Pimbel, 1er Adjoint, de la colère administrative s'il se prononce pour la séparation ;

3° Un sieur H..., autre employé de la même administration, est prévenu par son chef du fait ci-dessus et invité à régler sa conduite en conséquence ;

4° Des affiches contre la séparation, émanant de l'initiative d'un groupe de Nogent, imprimées sur papier de couleur, sont placées dans le cadre officiel de la Mairie, cadre destiné à recevoir seulement les documents administratifs et les affiches du Gouvernement ;

5° Deux journaux locaux, qui depuis leur création prenaient chaque semaine un relevé de l'état-civil de Nogent, se sont vu refuser cette autorisation pour avoir publié des articles en faveur de l'érection du Perreux en commune. La lettre N° 27 jointe par nous au dossier, en est la preuve pour l'un ; nous nommerons l'autre journal frappé, si c'est nécessaire ;

6° Une affiche officielle sur papier blanc, signée du Maire, et portant l'entête : République Française, Liberté, Égalité, Fraternité, a été placardée sur la porte même par laquelle on pénètre dans la Mairie, au lieu le plus apparent. Cette affiche qui est restée en permanence pendant toute la durée de l'enquête ainsi que le jour du vote pour l'élection de la Commission syndicale et n'a été enlevée que 8 jours après, annonçait aux habitants que les administrateurs de la commune avaient porté plainte aux tribunaux contre les membres de la Commission d'initiative, en les désignant par leurs noms. (Voir la copie de cette affiche, pièce N° 28 du dossier).

Il nous semble que des administrateurs *impartiaux* et *corrects*, tout en portant plainte, s'il y avait lieu de le faire, n'avaient pas le droit d'afficher bruyamment cette décision au moment de l'enquête et pendant le vote, et que le respect dû à la liberté électorale leur faisait un devoir de laisser les électeurs exprimer librement leur opinion.

Du reste, les menaces contenues dans cette affiche ne devaient pas aboutir ; dans la séance du 24 Mai, 14 jours après l'élection de la Commission syndicale, le Conseil municipal après avoir remercié M. le Maire de sa conduite, est d'avis de faire cesser les poursuites.

Ainsi, l'Administration municipale, malgré la publicité donnée par elle à ces poursuites au moment opportun, ne poursuit plus une fois le résultat du vote acquis.

Quelle opinion les citoyens peuvent-ils se former sur la conduite de la Municipalité en cette circonstance ? Ne sont-ils pas autorisés à croire que les poursuites dont les membres de la Commission d'initiative ont été menacés, ne reposaient sur aucune base assez solide pour justifier l'espoir de la plus légère condamnation ; que la Municipalité n'a agi ainsi que pour exercer la plus vigoureuse pression sur l'esprit des électeurs timides, hésitants ou qui ont besoin, pour leurs intérêts commerciaux, de ne pas déplaire à la Municipalité ?

Nous signalons ces faits, nous abstenant de les qualifier, certains que leur importance n'échappera pas à l'attention de Messieurs les membres du Conseil d'Arrondissement, du Conseil Général et du Parlement ainsi qu'aux pouvoirs publics. Tous pourront apprécier de quelle façon la population si républicaine du Perreux est administrée et si ses aspirations vers la Liberté sont légitimes et fondées.

§ 12. SUR LE RAPPORT DE M. LE COMMISSAIRE ENQUÊTEUR.

Considérant que les motifs invoqués par M. le Commissaire enquêteur pour rejeter la demande de séparation, ne sont pas fondés, ainsi que nous allons le démontrer pour chacun des considérants de son avis.

SUR LE 1er CONSIDÉRANT.

Sans appuyer sur l'erreur que commet M. le Commissaire enquêteur en supposant le Perreux construit sur les 8/10mes du territoire de Nogent et sur les 5/10mes qui sont encore selon lui, à l'état de culture, erreur qu'un coup d'œil jeté sur la carte et une simple addition de fractions suffiront pour dissiper, nous répondrons que les quelques cultivateurs de Nogent qui ont encore des terres cultivables sur le sol du Perreux n'éprouveront, pour se livrer à leurs travaux des champs, aucune difficulté plus grande que par le passé ; pas plus du reste qu'ils n'en éprouvent pour faire valoir les terres qu'ils possèdent sur les communes voisines de Fontenay ou de Rosny.

Que la séparation sera loin d'être préjudiciable à leurs intérêts, puisque leurs terres acquerront une valeur foncière plus considérable par la plus-value qu'amèneront forcément le développement de la nouvelle commune, les constructions particulières et l'édification de bâtiments communaux : Église, Écoles, Mairie, etc.

Relativement à la crainte exprimée par M. le Commissaire enquêteur que la commune de Nogent ne puisse trouver un emplacement pour établir un cimetière, nous rappelons notre proposition insérée au § 9, Cimetière, du présent Rapport ; il sera facile de constater que cette difficulté n'existe plus, si jamais elle a existé.

SUR LE 2mo CONSIDÉRANT.

« Que les habitants des quartiers éloignés du centre de Nogent éprouveront de grandes difficultés pour le service de la Mairie et pour celui des postes, si l'érection du Perreux en commune avait lieu. Qu'ils n'ont consenti à supporter les charges de construction de la Mairie que pour faciliter les habitants du Perreux. »

Nous répondrons que bien certainement M. le Commissaire enquêteur, en écrivant ces lignes, devait ignorer que la Mairie n'a été édifiée sur l'emplacement actuel que par suite de la clause imposée à la commune dans l'acte de donation du Maréchal Vaillant, et que le sacrifice des habitants de Nogent, en acceptant ce brillant héritage, n'a pas été bien douloureux. Voir au § 6 du présent Rapport l'examen détaillé de cette question.

Ce qui ne saurait s'expliquer, c'est que la population des quartiers cités ci-dessus puisse éprouver plus de difficultés que par le passé pour le service de la Mairie et celui des Postes, alors que le siège de ces services n'est pas déplacé. L'érection du Perreux en commune ne pouvant en aucun cas, augmenter ou diminuer la distance à parcourir par chacun des habitants pour se rendre aux établissements communaux, tels qu'ils existent.

SUR LE 3ᵐᵉ CONSIDÉRANT.

« Qu'une seule et même administration doit être préférable au point de vue de la gestion à deux administrations. »

Nous répondrons que ce principe ne peut être absolu et que, dans le cas actuel, on ne saurait sans la plus grande iniquité obliger 3,468 habitants du Perreux à végéter sous le servage administratif et politique de la majorité Nogentaise ; quand ils ont les ressources nécessaires pour s'administrer et vivre indépendants sans être une charge pour personne.

Du reste, M. le Commissaire enquêteur reconnaît implicitement le bien fondé des réclamations des pétitionnaires ; puisque sur 2 avis qu'il formule, le second est ainsi rédigé : « 2° que les réclamations des habitants du Perreux, relativement aux voies soient prises en sérieuse considération. »

SUR LE 4ᵐᵉ CONSIDÉRANT.

« Qu'il est vrai que le Perreux présente un budget en équilibre soit comme recettes soit comme dépenses ; mais en ne faisant nullement entrer dans ce budget les dépenses à faire pour une mairie, pour une église, pour un groupe scolaire et pour le cimetière. »

D'abord nous retenons la reconnaissance par M. le Commissaire enquêteur du parfait état d'équilibre du budget dressé par la Commission d'initiative. — Aux autres objections nous répondrons qu'il est probable que l'honorable Commissaire, fatigué peut-être par l'aridité du sujet, n'a pas lu jusqu'aux dernières pages le *rapport-annexe* du dit budget, contenant les documents et renseignements complémentaires; il y aurait constaté que l'installation de la Mairie provisoire est prévue et facilement réalisable à peu de frais et que si, par impossible, la haute Administration ne permettait pas d'installer la Mairie dans le grand pavillon des écoles, la somme de 3,000 fr., inscrite pour appropriation de ce pavillon, sera toujours plus que suffisante pour louer une maison vaste et d'un bel aspect, dans laquelle les services municipaux seraient commodément installés en attendant une construction définitive. M. le Commissaire enquêteur aurait également pu constater que l'achat d'un terrain pour y construire la Mairie est porté au budget des dépenses extraordinaires; que la construction d'un groupe scolaire est également prévu et qu'une annuité de 25,000 fr. est inscrite à cet effet; que l'église existe, à l'état de chapelle il est vrai, mais suffisante pour le moment à l'exercice du culte, qu'un premier crédit est ouvert pour acquérir un terrain destiné à recevoir l'église qui, sous peu d'années, pourra être édifiée quand la chapelle se trouvera trop petite.

Que le cimetière existe également. — Du reste tous ces différents sujets sont spécialement traités dans les présents avis motivés aux §§ Nos 4, 7, 8, 9 et 10.

Il nous reste à signaler quelques irrégularités, certainement involontaires, commises pendant l'enquête, notamment :

1° *Page 29 du registre de l'enquête, 2me déclaration*, M. Pimbel, 1er Adjoint, fait une déclaration *contre la séparation* au nom d'un sieur Destalmenil absent, et signe pour le déclarant : Pimbel.

2° Plusieurs fois au cours de l'enquête, M. le Commissaire enquêteur a refusé de recevoir des dépositions collectives *pour la séparation* alors que de nombreuses dépositions contraires, annexées au dossier de l'enquête, et une affiche signée du Maire placée dans la salle de la Mairie informant le public que cette facilité était accordée, faisaient espérer un meilleur accueil aux déclarants. (Voir la protestation jointe au présent dossier sous le N° 29 et signée de 33 personnes; voir aussi le dire N° 24, dont tous les noms, sauf un, ont été rayés ; M. le Commissaire ayant déclaré à ce moment ne plus recevoir plus d'une personne à la fois.)

3° Par suite de l'obligation dans laquelle se trouvent beaucoup de négociants ou d'employés du Perreux, d'aller chaque jour à Paris pour les nécessités de leur travail, M. le Commissaire enquêteur avait bien voulu promettre d'attendre leurs déclarations jusqu'à 7 h. 1/4 du soir, le dernier jour de l'enquête. Ces citoyens, au nombre de 65, tous partisans de la séparation, se réunirent dès 6 heures salle de la Mairie, et cependant malgré les Nᵒˢ qui leur furent délivrés ils durent quitter la place à 7 h. 1/2 sans avoir pu faire accepter leurs dépositions par M. le Commissaire. Ils adressèrent, séance tenante, et par lettre chargée, leur protestation au Président de la Commission d'initiative qui la fit parvenir sans retard à M. le Commissaire. Cette pièce n'ayant pas été retrouvée par nous au dossier nous l'avons fait demander à l'honorable Commissaire qui l'avait conservée près de lui et nous l'a rendue sans aucune difficulté ; elle est jointe par nous au présent dossier sous le Nᵒ 30.

Le registre de l'enquête contient d'une part, 587 dépositions contre la séparation ; mais si l'on tient compte, comme il est juste de le faire, que Nogent, intéressé à conserver la libre disposition des revenus du Perreux, et surchauffé par la pression officielle, possède 5,597 habitants.

On reconnaîtra que le Perreux produisant, d'autre part, 455 déclarations pour la séparation sur 3,468 habitants, et cela malgré des obstacles considérables, a su affirmer, là encore, son désir persévérant de s'affranchir de la tutelle de Nogent.

CONCLUSIONS

Les membres de la Commission syndicale soussignés, déclarent trouver justes et fondées les raisons invoquées par les signataires de la pétition demandant l'érection du Perreux en commune.

Ils estiment qu'une population qui a eu l'énergie de créer par ses seules forces et à ses frais un centre aussi important que celui du Perreux, qui a la conscience indomptable de sa vitalité et de sa personnalité, dont les ressources sont suffisantes pour assurer son existence sans être une charge pour le département ou pour l'État, dont les recettes de toute nature de son premier budget s'élèvent à 202,000 fr. pour 3,468 habitants, présente une sûre garantie pour l'avenir.

Si l'on considère que beaucoup de communes du département ont des ressources moindres pour une population plus élevée. Nous citerons notamment deux communes voisines : Celle de St-Maurice d'abord qui, grâce à l'habileté et à la science administrative de l'homme distingué placé à la tête de sa municipalité, tout en ne possédant qu'un budget de recettes de 106,507 fr. constaté au compte de 1884, trouve encore moyen d'avoir un excédant de recettes de 28,564 fr. avec une population de 5,576 habitants et n'inscrit que 17 centimes pour insuffisance de revenus. — Celle plus voisine encore de Fontenay-sous-Bois dont la population s'élève à 3,765 habitants et le budget s'équilibre en recettes et en dépenses par une somme de 88,899 fr. 25 c. seulement, tout en jouissant de l'inappréciable bienfait de ne pas avoir de taxes d'octroi; on devra reconnaître que le Perreux a largement de quoi suffire à tous ses besoins et qu'avant peu, comme les nouvelles communes du Vésinet et du Raincy, dans Seine-et-Oise, *il deviendra l'une des plus prospères du département de la Seine.*

Émanation directe des suffrages exprimés le 10 Mai 1885 par les électeurs du Perreux, échos fidèles des légitimes aspirations des habitants de cette section, les soussignés adressent respectueusement et avec confiance à Messieurs les membres du Conseil d'Arrondissement, du Conseil Général, du Parlement et aux Pouvoirs publics la requête d'affranchissement formulée dans la pétition des habitants du Perreux. Ils espèrent, Messieurs, que vous donnerez la vie communale et rendrez la liberté politique, administrative et financière à cette jeune population qu'anime un souffle si ardent d'indépendance, de patriotisme et de dévouement à la République.

Vous entendrez ce suprême appel, Messieurs, vous comprendrez la légitimité de cette demande et vous accorderez au Perreux une place modeste, mais qui sera honorablement tenue, parmi les communes si franchement républicaines du département de la Seine.

Les membres de la Commission syndicale, à l'unanimité, sont d'avis qu'il y a lieu d'ériger le Perreux en commune en désignant l'axe de la voie ferrée du chemin de fer de Mulhouse comme limite de territoire entre les deux communes et en partageant les biens communaux suivant les indications portées au tableau ci-contre.

Chaque section gardera en toute propriété les bâtiments ayant une affectation communale, situés sur son territoire, sans soulte de l'une ou de l'autre part.

La liquidation des terrains à vendre, des biens mobiliers et du bien des indigents aura lieu conformément aux lois, décrets et instructions en vigueur, suivant détails inscrits au projet du compte de liquidation annexé au présent Rapport sous le N° 32 du dossier.

Nogent-sur-Marne, le 20 Juin 1885.

Les Membres de la Commission syndicale :

Dr REEB,
SECRÉTAIRE.

H. NAVARRE,
PRÉSIDENT.

DOUCHET,
TRÉSORIER.

JOLLY,
VICE-PRÉSIDENT.

BLEYFUS — PERNOLLET — GLAIVE — MAITRE — DEVILLE
BARBERET — PHILIPPE — OUDER.

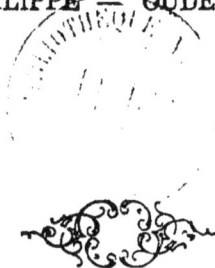

Paris. — Imprimerie Prissette, passage Kuszner, 17. — Maison passage du Caire, 17.

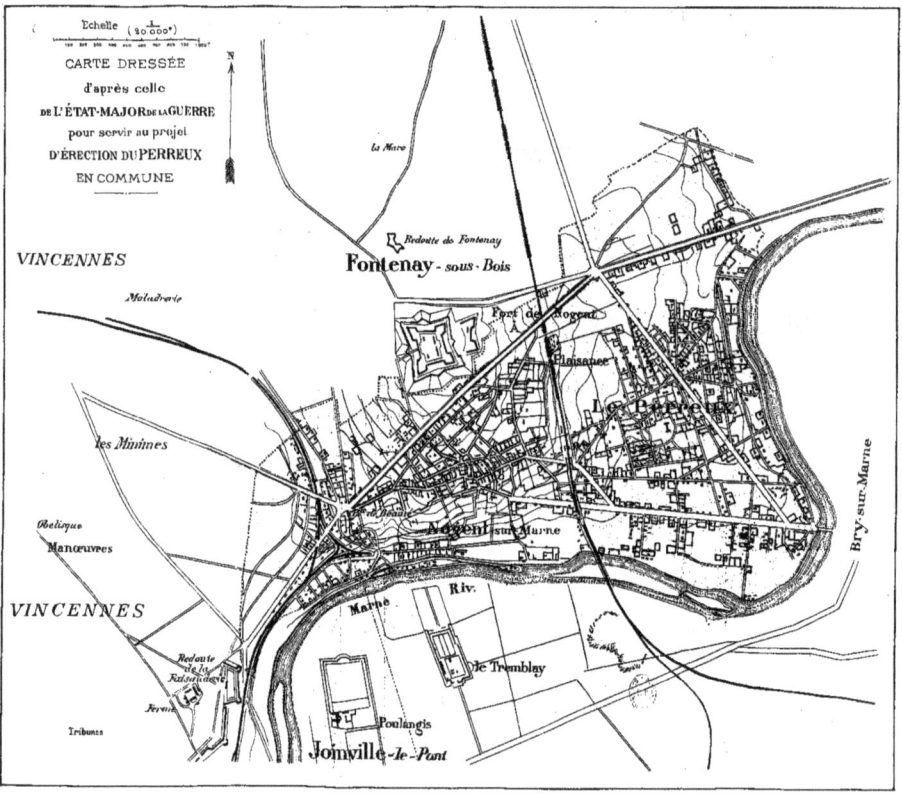

Échelle (¹⁄₂₀.₀₀₀ᵐ)

CARTE DRESSÉE
d'après celle
DE L'ÉTAT-MAJOR DE LA GUERRE
pour servir au projet
D'ÉRECTION DU PERREUX
EN COMMUNE

N

VINCENNES

Maladrerie

la Mare

Redoute de Fontenay

Fontenay - *sous* - *Bois*

Fort de Nogent

Plaisance

les Minimes

Le Perreux

Obélisque
Manœuvres

Nogent *sur Marne*

Bry-sur-Marne

VINCENNES

Marne *Riv.*

*Redoute
de la
Faisanderie*

Ferme

le Tremblay

Tribunes

Poulangis

Joinville - *le* - *Pont*